Dieta Cetogénica Fácil Para Principiantes

Recetas Cetogénicas Deliciosas Y Fáciles De Preparar Para Aumentar Su Energía

Allison Rivera
Estrella Blanco

Tabla De Contenido

BATIDOS Y RECETAS DE DESAYUNO

Chaffles con helado Keto

Tiempo de preparación: 10 minutos Tiempo de cocción: 14 minutos

Porciones: 2

ingredientes:

- ☐ 1 huevo batido

- ☐ 1/2 taza de queso mozzarella finamente rallado

- ☐ 1/4 de taza de harina de almendras

- ☐ 2 cucharadas de azúcar de confitero desviado

- ☐ 1/8 cucharadita de goma xanthan

- ☐ Helado bajo en carbohidratos (sabor de su elección) para servir

Indicaciones:

1. **Precalentar la plancha de gofres.**

2. **En un tazón mediano, mezcle todos los ingredientes excepto el helado.**

3. **Abra el hierro y agregue la mitad de la mezcla. Cierre y cocine hasta que esté crujiente, 7 minutos.**

4. **Transfiera el chaffle a un plato y haga el segundo con** la masa **restante.**

5. **En cada rozadura,añade una cucharada de helado bajo en carbohidratos, dobla en medias lunas y disfruta.**

Nutrición: Calorías 89 Grasas 6.48g Carbohidratos 1.67g Carbohidratos netos 1.37g Proteína 5.91g

Chozas de fusión de chocolate

Tiempo de preparación: 15 minutos Tiempo de cocción: 36 minutos Porciones: 4

ingredientes

Para los rozaduras:

- **2 huevos batidos**

- **1/4 de taza de queso Gruyere** finamente rallado

- **2 cucharadas de crema** pesada

- **1 cucharada de harina** de coco

- **2 cucharadas de queso crema, suavizado**

- **3 cucharadas de cacao en polvo sin endulzar**

- **2 cucharaditas de extracto** de vainilla

- Una pizca de sal

Para la salsa de chocolate:

- **1/3 taza + 1 cucharada de crema** pesada

- **1 1/2 oz de chocolate para hornear sin endulzar, picado**

- **1 1/2 cucharadita de jarabe de arce**

sin azúcar

- **1 1/2 cucharadita de extracto** de vainilla

Indicaciones: *Para los rozaduras:*

1. Precalentar la plancha de gofres.

2. En un tazón mediano, mezcle todos los ingredientes para los azafnillos.

3. Abra el hierro y agregue una cuarta parte de la mezcla. Cierre y cocine hasta que esté crujiente, 7 minutos.

4. Transfiera el chaffle a un plato y haga 3 más con la masa restante.

5. Para la salsa de chocolate:

6. **Vierta la crema pesada en** cacerola y cocine a fuego lento, 3 minutos.

7. Apaga el fuego y añade el chocolate. Deje que se derrita durante unos minutos y revuelva hasta que esté completamente derretido, 5 minutos.

8. Mezcle el jarabe de arce y el extracto de vainilla.

9. Montar los chaffles en capas con la salsa de chocolate emparedada entre cada capa.

10. Corte y sirva inmediatamente.

Nutrición: Calorías 172 Grasas 13.57g Carbohidratos 6.65g

Carbohidratos Netos 3.65g Proteína 5.76g

Cuencos de chaffle de tarta corta de fresa

Tiempo de preparación: 10 minutos Tiempo de cocción: 28 minutos Porciones: 4

Ingredientes:

- **1 huevo batido**

- **1/2 taza de queso mozzarella** finamente rallado

- **1 cucharada de harina** de almendras

- **1/4 cucharadita de polvo** de hornear

- **2 gotas de extracto** de masa de pastel

- **1 taza de queso crema, suavizado**

- **1 taza de fresas frescas en rodajas**

- **1 cucharada de jarabe** de arce sin azúcar

Instrucciones:

1. **Precaliente un fabricante de cuencos de gofres y engrase ligeramente con** spray de **cocina.**

2. **Mientras tanto, en un tazón mediano, bate todos los ingredientes excepto el queso crema y las fresas.**

3. **Abra la plancha, vierta la mitad de la mezcla, cubra y cocine hasta que esté crujiente, de 6 a 7 minutos.**

4. **Retire el tazón de rozaduras** en un plato **y reserve.**

5. **Haz un segundo tazón de rozaduras** con la masa **restante.**

6. **Para servir, divida el queso crema en los cuencos** de **rozaduras** y cubra con las **fresas.**

7. **Rocíe el relleno con el jarabe de arce y sirva.**

Nutrición: Calorías 235 Grasas 20.62g Carbohidratos 5.9g Carbohidratos Netos 5g Proteína 7.51g

Chaffles de arándanos

Tiempo de preparación: 10 minutos Tiempo de cocción: 28 minutos Porciones: 4

Ingredientes:

- **1 huevo batido**

- **1/2 taza de queso mozzarella** finamente rallado

- **1 cucharada de queso crema, suavizado**

- **1 cucharada de jarabe** de arce sin azúcar + extra para cobertura

- **1/2 taza de arándanos**

- **1/4 cucharadita de extracto** de vainilla

Instrucciones:

1. Precalentar la plancha de gofres.

2. En un tazón mediano, mezcle todos los ingredientes.

3. Abra la plancha, engrase ligeramente con spray de cocción y vierta un cuarto de la mezcla.

4. Cierre la plancha y cocine hasta que se dore y esté crujiente, 7 minutos.

5. Retire el chaffle en un plato y reserve.

6. Haga los chaffles restantes con la mezcla restante.

7. Rocíe los asbestos con jarabe de arce y sirva después.

Nutrición: Calorías 137 Grasas 9.07g Carbohidratos 4.02g Carbohidratos Netos 3.42g Proteína 9.59g

Chaffles con sirope
de frambuesa

Tiempo de preparación: 10 minutos Tiempo de cocción: 38 minutos Porciones: 4

Ingredientes:
Para los rozaduras:

- ☐ 1 huevo batido

- ☐ 1/2 taza de queso cheddar finamente rallado

- ☐ 1 cucharadita de harina de almendras

- ☐ 1 cucharadita de crema agria

Para el jarabe de frambuesa:

- ☐ 1 taza de frambuesas frescas

- ☐ 1/4 de taza de azúcar desviado

- ☐ 1/4 de taza de agua

- ☐ 1 cucharadita de extracto de vainilla

Instrucciones:

Para los rozaduras:

1. Precalentar la plancha de gofres.

2. Mientras tanto, en un tazón mediano, mezcle el huevo, el queso cheddar, la harina de almendras y la crema agria.

3. Abra la plancha, vierta la mitad de la mezcla, cubra y cocine hasta que esté crujiente, 7 minutos.

4. Retire el rozadura en un plato y haga otro con la masa restante.

Para el jarabe de frambuesa:

1. Mientras tanto, agregue las frambuesas, el azúcar desviado, el agua y el extracto de vainilla a una olla mediana. Ajuste a fuego lento y cocine hasta que las frambuesas se ablanden y el azúcar se vuelva almíbar. De vez en cuando revuelve mientras machacas las frambuesas a medida que avanzas. Apague el calor cuando se logre la consistencia deseada y reserve para enfriar.

2. Rocía un poco de jarabe en los pajaritos y disfruta cuando esté listo.

Nutrición: Calorías 105 Grasas 7.11g Carbohidratos 4.31g Carbohidratos Netos 2.21g Proteína 5.83g

Pastel de gasa de zanahoria

Tiempo de preparación: 15 minutos Tiempo de cocción: 24 minutos Porciones: 6

Ingredientes:

- ☐ 1 huevo batido

- ☐ 2 cucharadas de mantequilla derretida

- ☐ 1/2 taza de zanahoria, rallada

- ☐ 3/4 de taza de harina de almendras

- ☐ 1 cucharadita de polvo de hornear

- ☐ 2 cucharadas de crema para batir pesada

- ☐ 2 cucharadas de edulcorante

- ☐ 1 cucharada de nueces picadas

- ☐ 1 cucharadita de especias de calabaza
- ☐ 2 cucharaditas de canela

Instrucciones:

1. Precalentar a tu fabricante de gofres.

2. En un tazón grande, combine todos los ingredientes.

3. Vierta parte de la mezcla en el fabricante de gofres.

4. Cierre y cocine durante 4 minutos.

5. Repita los pasos hasta que se haya utilizado toda la masa restante.

Nutrición: Calorías 294 Grasa total 26.7g Grasa saturada 12g Colesterol 133mg Sodio 144mg Potasio 421mg Carbohidratos Totales 11.6g Fibra Dietética 4.5g Proteína 6.8g Azúcares Totales 1.7g

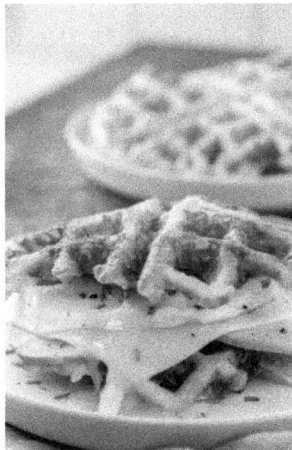

Chaffles del miércoles

Porción: 24

Tiempo de preparación: 10 minutos Tiempo de cocción: 55 minutos

ingredientes

- **spray de** cocina

- **8 huevos batidos**

- **7 tazas de agua**

- **1 taza de aceite** de canola

- **1 taza de compota de manzana sin endulza**

- **4 cucharaditas de extracto** de vainilla

- **4 tazas de harina de pastelería de trigo integral**

- **2 tazas de leche seca en polvo**

- **1/2 taza de queso mozzarella rallado**

- **2 tazas de comida** de semillas de lino

- **1 taza de germen de** trigo

- **1 taza de harina** multiusos

- **1/4 de taza de polvo** para hornear

- **4 cucharaditas de polvo** de hornear

- **1/4 de taza de azúcar** blanco
- **1 cucharada de canela** molida

- **1 cucharadita de sal**

dirección

1. Rocíe una plancha de gofres con spray de cocina y precaliente de acuerdo con las instrucciones del fabricante.

2. Batir huevos, agua, aceite de canola, compota de manzana y extracto de vainilla en un tazón grande completamente combinado. Agregue el queso mozzarella y revuelva bien.

3. Batir la harina de pastelería de trigo integral, leche seca en polvo, comida de semillas de lino, germen de trigo, harina multiusos, 1/4 de taza más 4 cucharaditas de polvo de hornear, azúcar, canela y sal en un tazón grande separado hasta que se combinen a fondo. Mezcle los ingredientes secos en ingredientes húmedos 1 taza a la vez para hacer una masa suave.

4. Cucharón 1/2 taza de masa, o cantidad recomendada por el fabricante, en gofres precalentados; cerrar la tapa y cocinar el gofre hasta que esté crujiente y dorado, de 3 a 5 minutos. Repita con la masa restante.

Nutrición:

Calorías: 313 calorías Grasa total: 15.9
g Colesterol: 64 mg de sodio: 506 mg De carbohidratos totales: 33,4 g Proteína: 11,8 g

Chaffles de azúcar belgas keto

Tiempo de preparación: 10 minutos Tiempo de cocción: 24 minutos Porciones: 4

Ingredientes:

- ☐ 1 huevo batido

- ☐ 2 cucharadas de azúcar morena desvida

- ☐ 1/2 cucharada de mantequilla, derretida

- ☐ 1 cucharadita de extracto de vainilla

- ☐ **1 taza de** queso parmesano finamente rallado

Instrucciones:

1. Precalentar la plancha de gofres.

2. Mezcle todos los ingredientes en un tazón mediano.

3. Abra la plancha y vierta un cuarto de la mezcla. Cierre y cocine hasta que esté crujiente, 6 minutos.

4. Retire el chaffle en un plato y haga 3 más con los ingredientes restantes.

5. Corta cada paja en cuñas, placa, deja enfriar y sirve.

Nutrición: Calorías 136 Grasas 9.45g Carbohidratos 3.69g Carbohidratos Netos 3.69g Proteína 8.5g

Chaffles de pacana
de trigo integral

Porción: 8

Tiempo de preparación: 10 minutos Tiempo de cocción: 20 minutos

ingredientes

- ☐ 2 tazas de harina de pastelería de trigo integral

- ☐ 2 cucharadas de azúcar

- ☐ 3 cucharaditas de polvo de hornear

- ☐ 1/2 cucharadita de sal

- ☐ 1/2 taza de queso mozzarella rallado
- ☐ 2 huevos grandes, separados

- ☐ 1-3/4 tazas de leche sin grasa

- ☐ 1/4 de taza de aceite de canola

- ☐ 1/2 taza de pacanas picadas

dirección

1. Fabricante de gofres precalentados. Bate los primeros cuatro ingredientes. En otro tazón, mezcle las yemas de huevo, la leche y el aceite; añadir a la mezcla de harina, revolviendo hasta que se humedezca. En un tazón limpio, batir las claras de huevo a velocidad media hasta que estén rígidas pero no secas. Agregue el queso mozzarella y revuelva bien.

2. Dobla en la masa. Hornee los azafrán de acuerdo con las instrucciones del fabricante hasta que se doren, rociando masa con pacanas después de verter. Opción de congelación: Enfríe los rozaduras en los bastidores de alambre. Congele entre capas de papel encerado en una bolsa congeladora de plástico resellable. Recaliente los asbestos en una tostadora o horno tostadora en un ajuste medio.

Nutrición: Calorías: 241 calorías Grasa total: 14g Colesterol: 48mg Sodio: 338mg Carbohidratos totales: 24g Proteína: 7g Fibra: 3g

Chaffle Cannoli

Tiempo de preparación: 15 minutos Tiempo de cocción: 28 minutos Porciones: 4

Ingredientes:
Para los rozaduras:

- **1 huevo** grande

- **1 yema de** huevo

- **3 cucharadas de mantequilla, derretida**

- **1 cucharada** de **confitería desviadora**

- **1 taza de queso parmesano** finamente rallado

- **2 cucharadas de rallado** finamente
  Mozzarella

Para el relleno de cannoli:

- **1/2 taza de queso** ricotta

- **2 cucharadas de azúcar de confitero**
  desviado

- **1 cucharadita de extracto** de vainilla

- **2 cucharadas de chips de chocolate sin endulzar para decorar**

Instrucciones:

2. Precalentar la plancha de gofres.

3. Mientras tanto, en un tazón mediano, mezcle todos los ingredientes para los azafnillos.

4. Abra la plancha, vierta un cuarto de la mezcla, cubra y cocine hasta que esté crujiente, 7 minutos.

5. Retire el chaffle en un plato y haga 3 más con la masa restante.

6. Mientras tanto, para el relleno de cannoli:

7. Batir el queso ricotta y desviar el azúcar de la confitería hasta que quede suave. Mezcle la vainilla.

8. En cada paja,extienda parte del relleno y envuélvelo.

9. Decora los extremos cremosos con unas patatas fritas de chocolate.

10. Sirva inmediatamente.

Nutrición: Calorías 308 Grasas 25.05g Carbohidratos 5.17g Carbohidratos Netos 5.17g Proteína 15.18g

Recetas avícolas

Tiempo de preparación de fajitas de pollo al horno: 10 minutos

Tiempo de cocción: 18 minutos

Saque: 6

ingredientes:

- 1 1/2 lb de   pollo tierno
- 2 cucharadas de condimento de fajita
- 2 cucharadas de aceite de oliva
- 1 cebolla en rodajas
- 2 pimientos en rodajas
- 1 jugo de lima
- 1 cucharadita de sal kosher

Indicaciones:

1. Precaliente el horno a 400 F.
2. Agregue todos los ingredientes en un tazón grande y mezcle bien.
3. Transfiera la mezcla del tazón en una bandeja para hornear y hornee en el horno precalentado durante 15-18 minutos.
4. Sirva y disfrute.

Valor nutricional (cantidad por porción):

Calorías 286

Grasa 13 g

Carbohidratos 6,8 g

Azúcar 2,8 g

Proteína 33 g

Colesterol 101 mg

Alitas de pollo al horno

Tiempo de preparación: 10 minutos Tiempo de cocción: 50 minutos

Saque: 4

ingredientes:

- 2 libras de alitas de pollo
- 1 cucharada de condimento de pimienta de limón
- 2 cucharadas de mantequilla, derretida
- 4 cucharadas de aceite de oliva

Indicaciones:

1. Precaliente el horno a 400 F.
2. Tira alitas de pollo con aceite de oliva.
3. Coloca alitas de pollo en una bandeja para hornear y hornea durante 50 minutos.
4. En un tazón pequeño, mezcle el condimento de pimienta de limón y la mantequilla.
5. Retire las alas del horno y cepillar con mantequilla y mezcla de condimentos.
6. Sirva y disfrute.

Valor nutricional (cantidad por porción):

Calorías 606

Grasa 36 g

Carbohidratos 1 g

Azúcar 0 g

Proteína 65 g

Colesterol 217 mg

RECETAS DE CERDO, CARNE DE RES Y CORDERO

Cazuela de Taco Keto

Servicios: 8

Tiempo de

preparación: 55

minutos

Ingredientes

* 2 libras de carne molida

* 1 cucharada de aceite de oliva virgen extra

* Mezcla de condimento de tacos, sal kosher y pimienta negra

* 2 tazas de queso mexicano rallado

* 6 huevos grandes,

ligeramente batidos

1. Precaliente el horno a 3600F y engrase un molde para hornear de 2 cuartos.
2. Caliente el aceite a fuego medio en una sartén grande y agregue carne molida.
3. Sazona con mezcla de condimentos de tacos, sal kosher y pimienta negra.
4. Cocine durante unos 5 minutos a cada lado y deseje el

plato para dejar enfriar ligeramente.

5.   Mezcle los huevos en la mezcla de carne de res y transfiera la mezcla al plato para hornear.

6.   Cubra con queso mexicano y hornee durante unos 25 minutos hasta que esté listo.

7.   Retirar del horno y servir caliente.

Cantidad nutricional por

porción de calorías 382

Grasa total 21.6g 28%

Grasa saturada 9.1g 45%

Colesterol 266mg 89%

Sodio 363mg 16%

Carbohidratos totales 1.7g

1% Fibra dietética 0g 0%

Azúcares totales

0.4g Proteína

45.3g

Chuletas de cerdo
de oliva de canela

Tiempo de preparación: 10 minutos Tiempo de cocción: 30 minutos Servir: 6

ingredientes:

- 6 chuletas de cerdo, deshuesadas y cortadas en rodajas gruesas
- 1/2 taza de aceitunas, picadas y en rodajas
- oz ragu
- 1 cucharada de aceite de oliva
- 1/4 de taza de caldo de carne
- 3 dientes de ajo picados
- 1/8 cucharadita de canela molida
- 1 cebolla grande en rodajas

Indicaciones:

1. Caliente el aceite en una sartén a fuego medio-alto.
2. Agregue las chuletas de cerdo en una sartén y cocine hasta que se doren ligeramente y reserven.
3. Cocine el ajo y la cebolla y cocine hasta que la cebolla se ablande.
4. Agregue el caldo y lleve a ebullición.
5. Vuelva a picar chuletas de cerdo para sartén y agregue ragu y los ingredientes restantes.

6. Cubra y cocine a fuego lento durante 20 minutos.

7. Sirva y disfrute.

Valor nutricional (cantidad por porción):

Calorías 320

Grasa 22 g

Carbohidratos 6 g

Azúcar 1 g

Proteína 20 g

Colesterol 70 mg

RECETAS DE MARISCOS Y PESCADOS

Magia del camarón

Servicios: 3

Tiempo de

preparación: 25

minutos

Ingredientes

- 2 cucharadas de mantequilla

- 1/2 cucharadita de pimentón ahumado

- 1 libra de camarón pelado y desveinado

- Tallos de hierba de limón

- 1 chile rojo, semillas y orientaciones

picadas

1. Precaliente el horno a 3900F y engrase un plato para hornear.
2. Mezcle todos los ingredientes en un tazón excepto la hierba de limón y marinar durante aproximadamente 3 horas.
3. Enrosque los camarones en tallos de hierba de limón y colóquelos en el plato para hornear.
4. Hornee durante unos 15 minutos y sirva inmediatamente.

39

Cantidad nutricional por porción

Calorías 251

Grasa total 10.3g 13%

Grasa saturada 5.7g 28%

Colesterol 339mg 113%

Sodio 424mg 18%

Carbohidratos totales 3g 1%

Fibra dietética 0.2g 1%

Azúcares totales

0.1g Proteína

34.6g

Bacalao agridulce

Servicios: 3

Tiempo de
preparación: 35
minutos

Ingredientes

- 1/4 de taza de mantequilla

- 2 gotas de Stevia líquida

- 1 libra de bacalao, en trozos

- Sal y pimienta negra, al gusto

- 1 cucharada de
vinagre Indicaciones

1. Caliente la mantequilla en una sartén grande y agregue trozos
   de bacalao.

2. Saltee durante unos 3 minutos y agregue la Stevia
   líquida, el vinagre, la sal y la pimienta negra.

3. Cocine durante unos 20 minutos a fuego medio-
   bajo, revolviendo continuamente.

4. Despacha a un tazón para servir y sirve
caliente.

Cantidad nutricional por porción

Calorías 296

Grasa total 16.7g 21%

Grasa saturada 10g 50%

Colesterol 124mg 41%

Sodio 227mg 10%

Carbohidratos totales 0.1g 0%
  Fibra dietética 0g 0% Azúcares totales 0g

Proteína 34.7g

Ensalada de atún

Tiempo de preparación: 5 minutos Tiempo de
cocción: 5 minutos

Servir: 2

ingredientes:

- 5 oz de atún de lata, drenado
- 1 cucharadita de mostaza Dijon
- 2 cucharadas de pepinillos de eneldo picados
- 1 cucharada de cebollinos frescos, picados
- 2 cucharadas de mayonesa
- pimienta
- sal

Indicaciones:

1. Agregue todos los ingredientes en el tazón grande y mezcle bien.

2. Sirva y disfrute.

Valor nutricional (cantidad por porción):

Calorías 143

Grasa 5,6 g

Carbohidratos 4 g

Azúcar 1 g

Proteína 18 g

Colesterol 25 mg

Delicioso Risotto de calabaza

Tiempo de preparación: 10 minutos Tiempo de cocción: 5 minutos Servir: 1

ingredientes:

- 1/4 de taza de calabaza rallado
- 1 cucharada de mantequilla
- 1/2 taza de agua
- 1 taza de coliflor rallado
- 2 dientes de ajo picados
- 1/8 cucharadita de canela
- pimienta
- sal

Indicaciones:

1. Derretir la mantequilla en una sartén a fuego medio.
2. Agregue el ajo, la coliflor, la canela y la calabaza en la sartén y sazone con pimienta y sal.
3. Cocine hasta que se ablande ligeramente. Agregue el agua y cocine hasta que esté listo.
4. Sirva y disfrute.

Valor nutricional (cantidad por porción):

Calorías 155

Grasa 11 g

Carbohidratos 11 g

Azúcar 4,5 g

Proteína 3,2 g

Colesterol 30 mg

SOPAS, GUISOS Y ENSALADAS

Sopa cremosa de coliflor

Tiempo de preparación: 10 minutos Tiempo de cocción: 25 minutos Servir: 4

ingredientes:

- 1/2 cabeza de coliflor picada
- 1/2 cucharadita de ajo en polvo
- 1/4 de taza de cebolla cortada en cubos
- 1/4 cucharada de aceite de oliva
- 2 dientes de ajo picados
- 15 oz de caldo de verduras
- 1/4 cucharadita de pimienta
- 1/2 cucharadita de sal

Indicaciones:

1. Caliente el aceite de oliva en una cacerola a fuego medio.
2. Agregue la cebolla y el ajo y saltee durante 4 minutos.
3. Agregue la coliflor y el caldo y revuelva bien. Llevar a ebullición.
4. Cubra la sartén con tapa y cocine a fuego lento durante 15

minutos.

5. Sazona con ajo en polvo, pimienta y sal.

6. Puré la sopa usando licuadora hasta que quede suave.

7. Sirva y disfrute.

Valor nutricional (cantidad por porción):

Calorías 41

Grasa 2 g

Carbohidratos 4 g

Azúcar 2 g

Proteína 3 g

Colesterol 0 mg

BRUNCH y CENA

Muffins proteicos

Tiempo de preparación: 10 minutos Tiempo de
cocción: 15 minutos

Saque: 12

ingredientes:

- 8 huevos
- 2 cucharadas de proteína de vainilla en polvo
- 8 oz de queso crema
- 4 cucharadas de mantequilla, derretida

Indicaciones:

1. En un tazón grande, combine el queso crema y la mantequilla derretida.
2. Agregue los huevos y las proteínas en polvo y bata hasta que estén bien combinados.
3. Vierta la masa en la sartén engrasada.
4. Hornee a 350 F durante 25 minutos.
5. Sirva y disfrute.

Valor nutricional (cantidad por porción):

Calorías 149

Grasa 12 g

Carbohidratos 2 g

Azúcar 0,4 g

Proteína 8 g

Colesterol 115 mg

POSTRES Y BEBIDAS

Helado Mocha

Tiempo de preparación: 10 minutos Tiempo de cocción: 10 minutos

Servir: 2

ingredientes:

- 1/4 cucharadita de goma xanthan
- 1 cucharada de café instantáneo
- 2 cucharadas de cacao en polvo sin endulzar
- 15 gotas de stevia líquida
- 2 cucharadas de eritritol
- 1/4 de taza de crema pesada
- 1 taza de leche de coco sin endulzar

Indicaciones:

1. Agregue todos los ingredientes excepto la goma xanthan en la licuadora y licúe hasta que quede suave.
2. Agregue la goma xanthan y mezcle hasta que la mezcla esté ligeramente espesada.
3. Vierta la mezcla en la heladería y revuelve de acuerdo con las instrucciones de la máquina.
4. Sirva frío y disfrute.

Valor nutricional (cantidad por porción):

Calorías 88

Grasa 8 g

Carbohidratos 14 g

Azúcar 0,1 g

Proteína 1,4 g

Colesterol 21 mg

RECETAS DE DESAYUNO

Magdalenas de tocino de desayuno

Servicios: 6

Tiempo de preparación: 30 minutos

ingredientes

- 1 taza de trozos de tocino
- 3 tazas de harina de almendras, orgánica
- 1/2 taza de ghee, derretido
- 1 cucharadita de bicarbonato de sodio
- 4 huevos

Indicaciones

1. Precaliente el horno a 3500F y forre latas de muffins con revestimientos de muffins.
2. Derretir ghee en un tazón y mezclar la harina de almendras y bicarbonato de sodio.
3. Mezcle bien y agregue los trozos de tocino y los huevos.
4. Divida la mezcla en las latas de muffins y transfiérala al horno.
5. Hornee durante unos 20 minutos y retírelo del horno para

54

servir.

Cantidad nutricional por porción

Calorías 485

Grasa total 49.8g 64% Grasa saturada 37.3g 186% Colesterol
156mg 52%

Sodio 343mg 15%

Carbohidratos totales 6.9g 3% Fibra Dietética 2.6g 9%

Azúcares totales 4.2g Proteína 7.7g

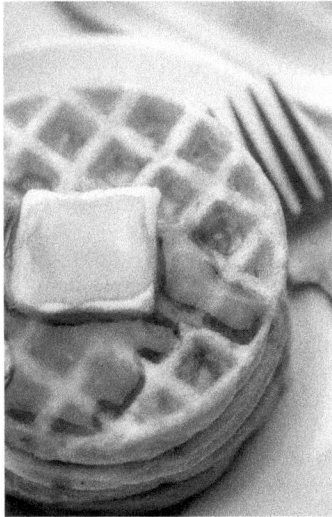

APERITIVOS Y POSTRES

Cheesy Radish

Servicios: 5

Tiempo de preparación: 1 hora

ingredientes

- 16 oz. Queso jack de Monterrey, rallado
- 2 tazas de rábano
- 1/2 taza de crema pesada
- 1 cucharadita de jugo de limón
- Sal y pimienta blanca, al gusto

Indicaciones

1. Precaliente el horno a 3000F y engrase ligeramente una bandeja para hornear.
2. Caliente la crema pesada en una cacerola pequeña y sazone con sal y pimienta blanca.
3. Agregue el queso monterey jack y el jugo de limón.
4. Coloque el rábano en la bandeja para hornear y cubra con la mezcla de queso.
5. Hornee durante unos 45 minutos y retírelo del horno para servir caliente.

Cantidad nutricional por porción

Calorías 387

Grasa total 32g 41% grasa saturada 20.1g 100% Colesterol 97mg 32%

Sodio 509mg 22%

Carbohidratos totales 2.6g 1% Fibra dietética 0.7g 3%

Azúcares totales 1.3g

Proteína 22.8g

RECETAS DE CERDO Y CARNE DE RES

Bombas de grasa de hamburguesa Keto

Servicios: 10

Tiempo de preparación: 30 minutos

ingredientes

- 1/2 cucharadita de ajo en polvo
- 1 libra de carne molida
- Sal kosher y pimienta negra, al gusto
- 1/4 (8 oz.) bloquea el queso cheddar, cortado en 20 piezas
- 2 cucharadas de mantequilla fría, cortada en 20 trozos

Indicaciones

1. Precaliente el horno a 3750F y engrase las latas de mini muffins con spray de cocción.
2. Sazona la carne con ajo en polvo, sal kosher y

pimienta negra en un tazón mediano.

3. Presione aproximadamente 1 cucharada de carne de res en cada lata de muffin, cubriendo la parte inferior por completo.

4. Capa con pequeño trozo de mantequilla y añadir 1 cucharada más de carne de res.

5. Cubra con un trozo de queso en cada taza y presione la carne de res restante.

6. Transfiéralo al horno y hornea durante unos 20 minutos.

7. Deje enfriar ligeramente y despachar para servir caliente.

Cantidad nutricional por porción

Calorías 128 Grasa total 7g 9%

Grasa saturada 3.7g 19% Colesterol 53mg 18%

Sodio 81mg 4%

Carbohidratos totales 0.2g 0% Fibra dietética 0g 0%

Azúcares totales 0.1g Proteína 15.2g

RECETAS DE MARISCOS

Pescado de mantequilla cetogénica

Servicios: 3

Tiempo de preparación: 40 minutos

ingredientes

- 2 cucharadas de pasta de ajo de jengibre
- 3 chiles verdes picados
- Filetes de salmón de 1 libra
- Sal y pimienta negra, al gusto
- 3/4 de taza de mantequilla

Indicaciones

1. Sazona los filetes de salmón con pasta de ajo de jengibre, sal y pimienta negra.
2. Coloque los filetes de salmón en la olla y cubra con chiles verdes y mantequilla.
3. Cubra la tapa y cocine a fuego medio-bajo durante unos 30 minutos.

4. Despacha en bandeja para servir caliente.

Cantidad nutricional por porción

Calorías 676

Grasa total 61.2g 78% Grasa saturada 30.5g 152% Colesterol
189mg 63%

Sodio 394mg 17%

Carbohidratos totales 3.2g 1% Fibra Dietética 0.2g 1%

Azúcares totales 0.2g Proteína 30.4g

Crema de Limón

Bok Choy

Servicios: 4

Tiempo de preparación: 45 minutos

ingredientes

- 28 oz. bok choy

- 1 limón grande, jugo y ralladura

- 3/4 de taza de crema para batir pesada

- 1 taza de queso parmesano, recién rallado

- 1 cucharadita de pimienta negra

Indicaciones

1. Precaliente el horno a 3500F y engrase ligeramente un molde para hornear.

2. Vierta la crema sobre el bok choy uniformemente y rocíe con el jugo de limón.

3. Mezclar bien y transferir a la cocción sodio 301mg 13% *vegano y vegetariano* plato.

4. Cubra con queso parmesano, ralladura de limón y pimienta negra y colóquelo en el horno.

5. Hornee durante unos 30 minutos hasta que se dore ligeramente y retírelo del horno para servir caliente.

Cantidad nutricional por porción

Calorías 199

Grasa total 14.8g 19% Grasa saturada 9.3g 46%

Colesterol 51mg 17%

Sodio 398mg 17%

Carbohidratos totales 7.7g 3% Fibra dietética 2.5g 9%

Azúcares totales 2.7g Proteína 12.7g

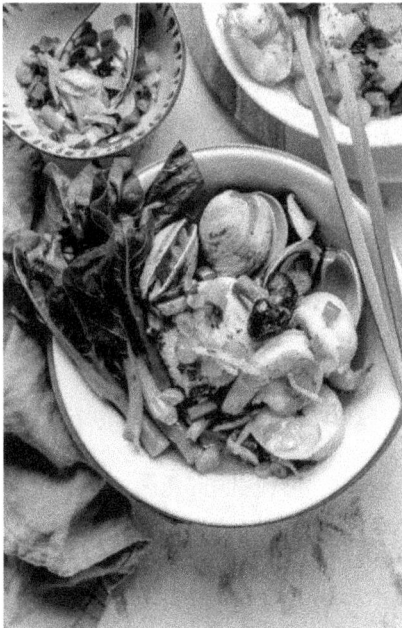

RECETAS DE POLLO Y AVES DE CORRAL

Nuggets de pollo bajos en carbohidratos

Servicios: 6

Tiempo de preparación: 25 minutos

ingredientes

- 1/4 de taza de mayonesa
- 2 pechugas medianas de pollo
- 1 taza de harina de almendras blanqueada
- 2 cucharadas de aceite de oliva
- Sal marina y pimienta negra, al gusto

Indicaciones

1. Ponga el pollo en el agua salada durante unos 10 minutos.
2. Escurrirlo y cortar el pollo en trozos del tamaño de una pepita.
3. Ponga la mayonesa en un tazón y mezcle la harina de

almendras, la sal marina y la pimienta negra en otro tazón.

4. Cubra cada pepita de pollo con mayonesa y drage en la mezcla de harina de almendras.

5. Caliente el aceite a fuego medio-alto en una sartén y agregue pepitas de pollo en una sola capa.

6. Cocine durante unos 3 minutos por lado hasta que estén dorados y sirvan.

Cantidad nutricional por porción

Calorías 283

Grasa total 20.4g 26% Grasa saturada 2.8g 14%

Colesterol 46mg 15%

Sodio 118mg 5%

Carbohidratos totales 6.3g 2% Fibra dietética 2g 7%

Azúcares totales 0.6g Proteína 18.2g

Souffle de jamón cursi

Servicios: 4   Tiempo de

preparación: 30 minutos Ingredientes

- 1 taza de queso cheddar rallado

- 1/2 taza de crema pesada

- 6 huevos grandes

- 6 onzas de jamón cortado en cubos

- Sal y pimienta negra, al gusto

1. Precaliente el horno a 3500F y engrase 4 ramekins suavemente.
2. Mezcle los huevos en un tazón mediano y agregue todos los demás ingredientes.
3. Mezcle bien y vierta la mezcla en los ramekins.
4. Transfiéralo a los ramekins y hornea durante unos 18 minutos.
5. Retirar del horno y dejar enfriar ligeramente y servir.

Cantidad nutricional por porción

Calorías 342 Grasa
total 26g 33%

Grasa saturada 13g 65%

Colesterol 353mg 118%

Sodio 841mg 37%

Carbohidratos totales 3g

1% Fibra dietética 0.6g

2% Azúcares totales 0.8g

Proteína 23.8g

Envoltura de desayuno keto

Servicios: 1

Tiempo de preparación: 20 minutos Ingredientes

- 1 hoja de nori orgánica

- 11/2 aguacate en rodajas

- 3 huevos pastados

Azúcares totales 0g

- 1/4 cucharadita de sal

- 1/2 cucharada de

mantequilla Indicaciones

1. Batir los huevos y la sal en un tazón hasta que se combinen.
2. Caliente la mantequilla a fuego medio en una sartén y agregue los huevos batidos.
3. Cocine durante unos 3 minutos en ambos lados y despache.
4. Coloque la tortilla encima de la hoja de nori y cubra con rodajas de aguacate.
5. Enrolle la envoltura del desayuno y corte por la mitad para servir.

Cantidad nutricional por

porción de calorías 476

Grasa total 38.8g 50%

Grasa saturada 12.2g 61%

Colesterol 660mg 220%

Sodio 788mg 34%

Carbohidratos totales
11.7g 4%

Fibra dietética 7.7g 28%

Azúcares totales 0.5g

Proteína 21g

Magdalenas de tocino de desayuno

Servicios: 6

Tiempo de preparación: 30 minutos Ingredientes

- 1 taza de trozos de tocino

- 3 tazas de harina de almendras, orgánica

- 1/2 taza de ghee, derretido

Carbohidratos Totales 9.3g 3% Fibra Dietética 4.4g 16% Azúcares

Totales 4g

Proteína 27.2g

- 1 cucharadita de bicarbonato de sodio

- 4

huevos

Instruccione

s

1. Precaliente el horno a 3500F y forre latas de muffins con revestimientos de muffins.
2. Derretir ghee en un tazón y mezclar la harina de almendras y bicarbonato de sodio.
3. Mezcle bien y agregue los trozos de tocino y los huevos.
4. Divida la mezcla en las latas de muffins y transfiérala al horno.
5. Hornee durante unos 20 minutos y retírelo del horno para servir.

Cantidad nutricional por porción

Calorías 485

Crepes de huevo
con aguacates

Servicios: 2

Tiempo de

preparación: 15

minutos

Ingredientes

- 4 huevos

- 3/4 de aguacate en rodajas finas

- 2 cucharaditas de aceite de oliva
- 1/2 taza de brotes de alfalfa

- 4 rebanadas de trozos fríos de pecho de

pavo, rallado Directions

1. Caliente el aceite de oliva a fuego medio en una sartén y agrieta los huevos.
2. Esparce los huevos ligeramente con la espátula y cocina durante unos 3 minutos en ambos lados.
3. Despacha el crepe de huevo y cubre con pechuga de pavo, brotes de alfalfa y aguacate.
4. Enrolla bien y sirve caliente.

Cantidad nutricional por porción de calorías 372

Grasa total 25.9g 33% Grasa saturada 6g 30% Colesterol

364mg 121%

Sodio 1000mg 43%

Batido de canela

Chocó de

Aguacate

Tiempo total: 5 minutos Sirve: 1

ingredientes:

- 1/2 cucharadita de aceite de coco

- 5 gotas de stevia líquida

- 1/4 cucharadita de extracto de vainilla

- 1 cucharadita de canela molida

- 2 cucharaditas de cacao en polvo sin endulzar

- 1/2 aguacate

- 3/4 de taza de leche de coco sin endulzar

Indicaciones:

1. Agregue todos los ingredientes a la licuadora y mezcle hasta que estén suaves y cremosos.

2. Sirva inmediatamente y disfrute.

Valor nutricional (Cantidad por porción): Calorías 95; Grasa 8,3 g; Carbohidratos 5.1 g;

Azúcar 0,2 g; Proteína 1,2 g; Colesterol 0 mg;

RECETAS DE ALMUERZO

Ensalada de col rizada de aguacate de jengibre

Tiempo total: 15 minutos Sirve: 4

ingredientes:

- 1 aguacate pelado y en rodajas
- 1 cucharada de jengibre rallado
  - 1/2 lb de col rizada picada
  - 1/4 de taza de perejil picado
  - 2 cebolletas frescas picadas

Indicaciones:

1. Agregue todos los ingredientes en el tazón de mezcla y mezcle bien.
2. Sirva y disfrute.

Valor nutricional (Cantidad por porción): Calorías 139; Grasa 9,9 g; Carbohidratos 12 g;
Azúcar 0,5 g; Proteína 3 g; Colesterol 0 mg;

RECETAS PARA LA CENA

Ensalada de rábano de coliflor

Tiempo total: 15 minutos Sirve: 4

ingredientes:

- 12 rábanos, recortados y picados
- 1 cucharadita de eneldo seco
- 1 cucharadita de mostaza Dijon
- 1 cucharada de vinagre de sidra
- 1 cucharada de aceite de oliva
- 1 taza de perejil picado
- 1/2 cabeza mediana de coliflor, recortada y picada
- 1/2 cucharadita de pimienta negra
- 1/4 cucharadita de sal marina

Indicaciones:

1. En un tazón de mezcla, combine la coliflor, el perejil y los rábanos.
2. En un bol pequeño, mezcle el aceite de oliva, el eneldo,

la mostaza, el vinagre, la pimienta y la sal.

3. Vierta el aderezo sobre la ensalada y lave bien.

4. Sirva inmediatamente y disfrute.

Valor nutricional (Cantidad por porción): Calorías 58; Grasa 3,8 g; Carbohidratos 5.6 g; Azúcar 2,1 g; Proteína 2.1 g; Colesterol 0 mg;

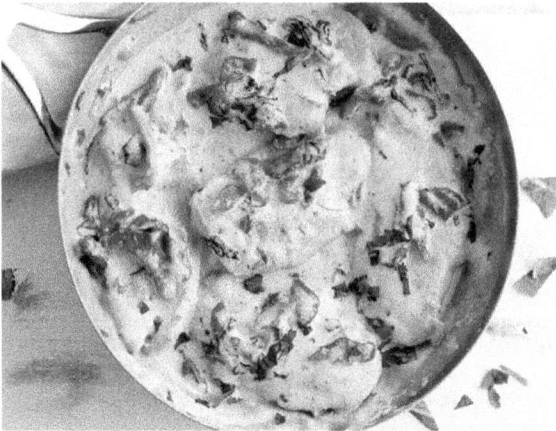

RECETAS DE POSTRES

Caramelo de

chocolate

Tiempo total: 10 minutos Sirve: 12

ingredientes:

4 oz de chocolate negro sin endulzar

- 3/4 de taza de mantequilla de coco
- 15 gotas de stevia líquida
- 1 cucharadita de extracto de vainilla

Indicaciones:

1. Derretir la mantequilla de coco y el chocolate negro.
2. Agregue los ingredientes al tazón grande y combine bien.
3. Vierta la mezcla en una sartén de silicona y colóquelo en el refrigerador hasta que esté listo.
4. Cortar en pedazos y servir.

Valor nutricional (Cantidad por porción): Calorías 157; Grasa 14.1 g; Carbohidratos 6.1 g; Azúcar 1 g; Proteína 2.3 g; Colesterol 0 mg;

Mousse de
chocolate suave

Tiempo total: 10 minutos Sirve: 2

ingredientes:

- 1/2 cucharadita de canela
- 3 cucharadas de cacao en polvo sin endulzar
- 1 taza de leche de coco cremosa
- 10 gotas de stevia líquida

Indicaciones:

1. Coloque la lata de leche de coco en el refrigerador durante la noche; debe ser grueso y los sólidos separados del agua.
2. Transfiera la parte gruesa al tazón grande sin agua.
3. Agregue los ingredientes restantes al tazón y batir con una batidora eléctrica hasta que quede suave.
4. Sirva y disfrute.

Valor nutricional (Cantidad por porción): Calorías 296; Grasa 29,7 g; carbohidratos 11.5 g; Azúcar 4,2 g; Proteína 4,4 g; Colesterol 0 mg;

RECETAS DE DESAYUNO

Papas fritas

caseras

No tienes que renunciar a tus patatas de desayuno con esta alternativa de nabo que sabe a lo real.

Preparación total & Tiempo de cocción: 20 minutos Nivel:

Principiante

Hace: 4 ayudas

Proteína: 3 gramos Carbohidratos netos:

4 gramos De grasa: 6 gramos

Azúcar: 0 gramos

Calorías: 88

Lo que necesita:

- 1/2 cucharadita de polvo de pimentón
- 2 tazas de nabos pelados y cortados en cubos
- 1/4 cucharada de cebolla en polvo
- 3 rebanadas de tocino

  - 1/2 cucharadita de ajo en polvo
  - 3 cucharaditas de aceite de oliva
  - 1/2 cucharadita de sal
  - Perejil de 2 oz, picado
  - 1/2 cucharadita de pimienta

Pasos:

1. En una sartén grande, calienta el aceite de oliva.

2. En un plato, incorpore los condimentos de pimentón en polvo, cebolla en polvo y ajo en polvo y los nabos hasta que estén completamente cubiertos.

3. Cuando el aceite esté lo suficientemente caliente, calienta los nabos durante aproximadamente 10 minutos mientras se agita ocasionalmente.

4. Picar el tocino en trozos pequeños y freír con los nabos durante 5 minutos adicionales.

5. Desnivela con perejil y sirva.

Consejo de variación:

Puede mezclar y combinar las guarniciones con pepinillos, aceite de oliva o piñones.

Tortilla de atún

El desayuno no estaría completo sin una tortilla saludable para comenzar el día con el pie derecho.

Preparación total y tiempo de cocción: 15 minutos

Nivel: Marcas para principiantes: 2 tortillas

Proteína: 28 gramos Carbohidratos netos:

4.9 gramos Grasa: 18 gramos

Azúcar: 1 gramo

Calorías: 260

Lo que necesita:

- 2 cucharadas de aceite de coco
- 1 pimiento verde medio, sin semillas y cortado en cubos
- 2 1/2 oz de atún enlatado, agua de manantial y drenado
- 1/4 cucharadita de sal
- 6 huevos grandes
- 1/8 cucharadita de pimienta

Pasos:

1. Derretir el aceite de coco en una sartén pequeña y freír la pimienta verde durante aproximadamente 3 minutos. Retirar del quemador.

2. Transfiera los pimientos a un plato y combine el atún hasta que estén completamente juntos. Ajuste a un lado.

3. Batir los huevos, la sal y la pimienta en un plato separado mientras el aceite de coco se derrite en una sartén pequeña antiadherente.

4. Mueva la sartén para asegurarse de que toda la base esté recubierta de aceite y muy caliente.

5. Vacíe los huevos batidos en la sartén y use una espátula de goma para levantar el

   borde de los huevos cocidos en varias áreas para permitir que los huevos sin cocinar se calienten.

6. Una vez que haya una fina capa de huevo cocido creado, deje la sartén a fuego lento durante medio minuto para ajustarla completamente.

7. Recoge la mitad de los pimientos y el atún en un lado de los huevos. Utilice la espátula de goma para voltear los huevos cocidos para crear una tortilla.

8. Presione hacia abajo ligeramente hasta que la tortilla selle naturalmente y después de aproximadamente 1 minuto, muévase a una placa de servir.

9. Repita los pasos del 4 al 8 con la segunda tortilla.

Consejo para hornear:

Si no tiene una tonelada de tiempo por las mañanas, puede crear la tortilla llenando la noche anterior y refrigerar en un recipiente con tapa.

Consejo de variación:

Usted puede optar por decorar la parte superior de la tortilla con sal y pimienta adicionales al gusto o cebollinos picados.

RECETAS DE APERITIVOS

Pepinillos de ajo

crujientes

Cuando quieres algo crujiente, no hay nada como un pepinillo crujiente con un puñetazo para llevarte a través de la tarde.

Preparación total y tiempo de cocción: 10 minutos (más tiempo de marinado: 2 días)

Nivel: Principiante Hace: 4 Ayudas

Proteína: 0 gramos Carbohidratos netos: 0

gramos De grasa: 0 gramos

Calorías: 5

Lo que necesita:

- 1/4 cucharadita de granos de pimienta negra, enteros

- 8 oz. pepinos encurtidos

- 1/2 cucharadita de eneldo

- 4 oz. de vinagre de sidra de manzana

- 1/4 cucharadita de semillas de mostaza

- 4 oz. de agua

- 1/2 cucharada de sal encurtida

- 1 1/2 diente de ajo pelado

Pasos:

1. Corta los pepinos en rodajas gruesas o rodajas.

2. En un plato grande, mezcle todos los ingredientes y muévase a un tarro de albañil.

3. Refrigere durante 2 días completos antes de servir, y se mantendrán hasta por un mes.

RECETAS PARA LA CENA

Albóndigas de

calabacín de

pollo

Cuando quieras una cena fácil, estas albóndigas serán rápidas de hacer después de un duro

día en el trabajo.

Preparación total & Tiempo de cocción: 25 minutos

Nivel: Principiante

Hace: 4 ayudas

Proteína: 26 gramos Carbohidratos netos:

2.4 gramos De grasa: 4 gramos

Azúcar: 1 gramo

Calorías: 161

Lo que necesita:

- 16 oz. de pechugas de pollo, deshuesados
- 1/2 cucharadita de semillas de apio
- 2 tazas de calabacín picado
- 1 huevo grande
- 2 dientes de ajo pelados
- 1/2 cucharada de sal

- 3 cucharaditas de orégano

- 1/2 cucharadita de pimienta

- 2 cucharadas de aceite de coco

Pasos:

2. Ajuste la temperatura de la estufa a 180° Fahrenheit. Coloque una sábana plana con forro para hornear y reserve.

3. Utilice una licuadora de alimentos pulse todos los componentes durante aproximadamente 3 minutos hasta que estén totalmente incorporados.

4. Disolver el aceite de coco en una sartén antiadherente.

5. Saca la carne y enrolla la mano en albóndigas de una pulgada.

6. Transfiéralo al aceite caliente y dore por cada lado durante aproximadamente 2 minutos.

7. Coloca las albóndigas en la sábana preparada y calienta durante unos 10 minutos.

8. ¡Sirva caliente y disfrute!

RECETAS INUSUALES DE COMIDAS

Chuletas de

cordero

mediterráneas

Pruebe el Mediterráneo con este

mezcla única de especias que realmente harán que su boca agua.

Preparación total y tiempo de cocción: 20 minutos

Nivel: Principiante

Hace: 4 ayudas (2 chuletas por porción) Proteína: 29 gramos

Carbohidratos netos: 1 gramo de grasa:

8 gramos

Azúcar: 1 gramo

Calorías: 164

Lo que necesita:

- 2 cucharaditas de jugo de limón

- 1/4 cucharadita de pimienta

- 14 oz. chuletas de lomo de cordero, recortadas y hueso en

- 1/2 cucharadita de aceite de oliva virgen extra

- 2/3 cucharadita de sal

- 1 1/2 diente de ajo, triturado
- 2 cucharaditas de Za'atar

Pasos:

1. Caliente la parrilla a una temperatura de 350° Fahrenheit.
2. Prepara las chuletas de cordero cepillando con ajo y aceite.
3. Espolvorea el jugo de limón por cada lado y desempolva con la sal, El Za'atar y la pimienta.
4. Asar a cada lado durante aproximadamente 4 minutos hasta que su crujiente deseada.

Consejo para hornear:

Alternativamente, puede asarse en la estufa durante unos 5 minutos a cada lado.

Si el condimento de Za'atar no está disponible, puedes hacer el tuyo.

Necesita los siguientes ingredientes:

- 1/3 cucharada de condimento de orégano
- 1/8 cucharadita de sal marina
- 1/3 cucharada de marjoram
- 1/8 cucharada de semillas de sésamo asadas
- 1/3 cucharada de tomillo
- 3 cucharadas de sumac

RECETAS DE POSTRES KETO

Experto: Barras de caramelo de mantequilla

Servicios: 36

Tiempo de preparación: 10 minutos Tiempo de cocción: 10 minutos

ingredientes:

- 1 taza de mantequilla de maní sin endulzar
- 1/2 taza de proteína de suero de leche en polvo
- 1 cucharadita de stevia
- 1 taza de eritritol
- 8 oz de queso crema
- 1 cucharadita de vainilla
- 1 taza de mantequilla

Indicaciones:

1. Rocíe la bandeja para hornear con spray de cocción y forre con papel pergamino. reservar.
2. Derretir la mantequilla y el queso crema en una cacerola a fuego medio.

3. Agregue la mantequilla de maní y revuelva para combinar.

4. Retire la sartén del fuego.

5. Agregue los ingredientes restantes y mezcle hasta que estén bien combinados.

6. Vierta la mezcla en la sartén preparada y extienda uniformemente.

7. Colóquelo en nevera durante 1-2 horas o hasta que esté listo.

8. Cortar y servir.

Por porción: Carbohidratos netos: 1.2g; Calorías: 111; Grasa total: 11g; Grasa saturada: 5.3g

Proteína: 2.3g; Carbohidratos: 1.6g; Fibra: 0.4g; Azúcar: 0.5g; Grasa 88% / Proteína 8% / Carbohidratos 4%

pastel

Delicioso pastel de arándanos

Servicios: 8

Tiempo de preparación: 10 minutos Tiempo de cocción: 25 minutos *Para la corteza:*

- 4 huevos
- 1 cucharada de agua
- 1/4 cucharadita de polvo de hornear
- 1 1/2 taza de harina de coco
- 1 taza de mantequilla, derretida
- Pizca de sal
- Para el llenado:
- 8 oz de queso crema
- 2 cucharadas de desviación
- 1 1/2 taza de arándanos frescos

Indicaciones:

1. Rocíe una sartén de 9 pulgadas con spray de cocina y reserve.
2. En un tazón grande, mezcle todos los ingredientes de la corteza hasta que se forme masa.
3. Divida la masa por la mitad y despliegue yo entre dos hojas de papel pergamino y reserve.

4. Precalentar el horno a 350 F/ 180 C.

5. Transfiera una hoja de corteza a una sartén graso.

6. Esparce el queso crema en la corteza.

7. Mezcle los arándanos y el edulcorante. Esparce los arándanos encima de la capa de queso crema.

8. Cubra el pastel con otra corteza medio enrollada y hornee durante 25 minutos.

9. Deje enfriar completamente y luego cortar y servir.

Por porción: Carbohidratos netos: 5.4g; Calorías: 362 Grasa Total: 35.6g; Grasa saturada: 21.9g

Proteína: 5.7g; Carbohidratos: 7g; Fibra: 1.6g; Azúcar: 3.1g; Grasa 88% / Proteína 6% / Carbohidratos 6%

CARAMELO: PRINCIPIANTE

Caramelo de

chocolate negro

Servicios: 16

Tiempo de preparación: 5 minutos Tiempo de cocción: 5 minutos

ingredientes:

- 4 oz de chocolate negro sin endulzar
- 1/2 cucharadita de vainilla
- 1/2 taza de aceite de coco
- 3 cucharadas de mantequilla
- 1/2 taza de mantequilla de nuez

Indicaciones:

1. Derretir el aceite de coco, la mantequilla y el chocolate negro en una cacerola a fuego medio hasta que estén suaves.
2. Retire del fuego y agregue la mantequilla de nuez y la vainilla.
3. Vierta la mezcla en el molde de caramelo de silicona y refrigere hasta que esté listo.
4. Sirva y disfrute.

Por porción: Carbohidratos netos: 1.4g; Calorías: 177; Grasa total:

17.5g; Grasa saturada: 10.1g

Proteína: 2.2g; Carbohidratos: 2.9g; Fibra: 1.5g; Azúcar: 0.3g; Grasa 89% / Proteína 6% / Carbohidratos 5%

COOKIES: PRINCIPIANTE

intermedio:

Galletas de

almendras de

coconut

Servicios: 40

Tiempo de preparación: 5 minutos Tiempo de cocción: 10 minutos

ingredientes:

- 3 tazas de coco rallado sin endulzar
- 3/4 de taza de eritritol
- 1 taza de harina de almendras
- 1/4 de taza de leche de coco

Indicaciones:

1. Rocíe una bandeja para hornear con spray de cocción y reserve.
2. Agregue todos los ingredientes a un tazón grande y mezcle hasta que se combinen.
3. Hacer pequeñas bolas de la mezcla y colocar en una bandeja para hornear preparada y presionar ligeramente en forma de

galleta.

4. Colóquelo en nevera hasta que esté firme.

5. Sirva y disfrute.

Por porción: Carbohidratos Netos: 0.9g; Calorías: 71 Grasa Total: 6.3g; Grasa saturada: 4,4 g

Proteína: 1.2g; Carbohidratos: 2.4g; Fibra: 1.5g; Azúcar: 0.7g; Grasa 85% / Proteína 9% / Carbohidratos 6%

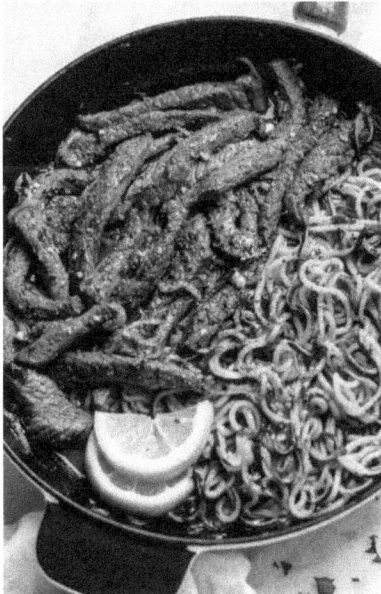

POSTRE CONGELADO: PRINCIPIANTE

Chocolate Mousse

Servicios: 8

Tiempo de preparación: 10 minutos Tiempo de cocción: 10 minutos

ingredientes:

- 1/4 de taza de crema para batir pesada

- 2 cucharadas de desviación

- 1/2 cucharadita de vainilla

- 1/2 aguacate deshuesado

- 1/4 de taza de cacao en polvo sin endulzar

- Queso crema de 8 oz, suavizado

Indicaciones:

1. En un tazón, bate el queso crema hasta que quede suave y cremoso.

2. Agregue lentamente cacao en polvo y mezcle bien.

3. Agregue el aguacate y bata hasta que quede suave, unos 5 minutos.

4. Añade edulcorante y vainilla y bate hasta que quede suave durante 1-2 minutos.

5. Agregue la crema batida después de que se bata en

forma suave en la mezcla de chocolate y doble suavemente.

6. Agregue la crema batida y la mezcla de chocolate en la bolsa de tuberías y la tubería en las tazas de servir.

7. Sirva y disfrute.

Por porción: Carbohidratos Netos: 2.2g; Calorías: 146

Grasa Total: 14.1g; Grasa saturada: 7,8 g

Proteína: 3g; Carbohidratos: 3.9g; Fibra: 1.7g; Azúcar: 0.2g;

Grasa 86% / Proteína 8% / Carbohidratos 6%

Rubias choco-chip

Tiempo de preparación: 1 hora Porciones:12

Valores nutricionales:

Grasa: 14 g.

Proteína: 5 g.

Carbohidratos: 7 g.

ingredientes:

- 1 taza de harina de almendras
- 3/4 de taza de Erythritol
- 3/4 de taza de mantequilla de almendras
- 1 cucharada de extracto de vainilla

  - 1/2 taza de chips de chocolate sin azúcar

Indicaciones:

1. Mezcle la mantequilla de almendras, la harina de coco, el eritritol y el extracto de vainilla en un tazón hasta que estén bien combinados.
2. Dobla las chispas de chocolate.
3. Presione la mezcla en un molde rectangular de silicio y congele durante una hora para ajustar.
4. Rebanada para servir.

Espárragos asados con huevos revueltos

Completo: 30 min

Preparación: 10 min

Cocinero: 20 min

Rendimiento: 2 porciones

Valores nutricionales:

Calorías: 34, Grasa total: 5.1 g, Grasa saturada:

0,3 g, Carbohidratos: 1,5 g, Azúcares: 0,3 g, Proteína: 1,3 g

ingredientes

- 3/4 libra de nuevos espárragos

- Gran aceite de oliva

- Sal legítima y pimienta oscura naturalmente molida

- 1/8 de taza de parmesano recién molido

- 6 huevos extra grandes

- 3 cucharadas de crema

- 1 cucharada de dispersión sin saltar, aislada

- 2 a 4 cortes de pan de 7 granos

dirección

1. Precalentar la estufa a 400 grados F.

2. Corta las partes extremas de las gangas y, en la posibilidad de que sean gruesas, desnátalas. Ver los

espárragos en una hoja de preparación, ducha con aceite de oliva, en ese punto lanzar para cubrir los espárragos totalmente. Esparce los espárragos en una capa solitaria y espolvorea generosamente con sal y pimienta. Ensabular los espárragos durante 15 a 20 minutos, hasta que estén delicados pero al mismo tiempo frescos. Espolvorear con el parmesano y volver a la parrilla durante 5 minutos, o hasta que el cheddar se licue.

3. Mientras se cocinan los espárragos, bate los huevos en un tazón con la crema, y la sal y la pimienta, al gusto. Disolver 1/2 cucharada de margarina en una sartén enorme. Cocine los huevos con el calor más mínimo, mezclándose continuamente

con una cuchara de madera, a la doneness ideal. Expulsar del calor, incluir el resto de la cucharada de 1/2 de propagación, y mezclar hasta que se licue.

Compruebe si hay saborizante, sal y pimienta, si es necesario, y presente con los espárragos asados y pan de 7 granos.

RECETAS DE ALMUERZO

pastel de calabaza

Tiempo de preparación: 8 horas Porciones:8

Valores nutricionales:

Grasa: 29 g.

Proteína: 7 g.

Carbohidratos: 9 g.

ingredientes:

Para la corteza

- 1 taza de nueces picadas
- 1 taza de harina de almendras
- 1/4 de taza de Erythritol
- 1/3 taza de mantequilla derretida

Para el relleno

- 1 lata de 14 onzas de puré de calabaza
- 1/2 taza de Erythritol
- 1 taza de crema pesada
- 6 yemas de huevo
- 1 cucharada de gelatina
- 1 cucharadita de extracto de vainilla
- 1 cucharadita de canela en polvo

- 1/4 cucharadita de jengibre molido

- 1/4 cucharadita de nuez moscada molida

- 1/4 cucharadita de clavo de tierra

Indicaciones:

- Mezcle bien. Empaque la mezcla en una sartén de 9 pulgadas.

- Combine todos los ingredientes para el relleno en una olla. Batir a fuego medio hasta que la mezcla empiece a espesar.

- Vierta el relleno en la corteza y refrigere durante la noche.

Muffin de hamburguesa con queso keto

Tiempo de cocción: 23 min Rendimiento: 9 muffins

Datos nutricionales: 96 calorías por muffin: Carbohidratos 3.7g, grasas 7g, y proteínas 3.9g.

ingredientes:

- 8 cucharadas de harina de almendras
- 8 cucharadas de harina de linaza
- 1 cucharadita de polvo de hornear
- 1/2 tspsalt
- 1/4 cucharadita de pimienta
- 2 huevos
- 4 cucharadas de crema agria

Llenado de hamburguesas:

- 1 libra de carne molida
- 2 cucharadas de pasta de tomate
- Sal, pimienta, cebolla en polvo, ajo en polvo al gusto

Coberturas:

- oz de queso cheddar
- 1 pepinillo cortado en rodajas

- 2 cucharadas de ketchup
- 2 cucharadas de mostaza

Pasos:

1. Caliente el horno a 175 C.
2. Combinar: carne molida + condimento + sal + pimienta. Freír
3. Mezcle los ingredientes secos: harina de almendras + harina de linaza + polvo de hornear + sal + pimienta.
4. Poner allí:crema agria + huevos
5. Coloque la masa en las tazas de silicona para hornear, engrasada. Deja un poco de espacio en la parte superior.
6. Pon la carne molida en la parte superior de la masa.
7. Hornee durante 20 minutos.
8. Saque del horno y coloque el queso en la carne molida. Hornee durante 3 minutos más.
9. Pon la cobertura y disfruta.

RECETAS DE APERITIVOS

Bollos con yogur y semillas

Porciones: 6

Tiempo de cocción: 40 minutos

Nutrientes por porción: Calorías: 105 | Grasas: 15 g | Carbohidratos: 3,6 g | Proteínas: 16 g

ingredientes:

- 2/3 taza de yogur
- 1 taza de harina de almendras
- 2 cucharadas de harina de coco
- 2 cucharadas de psyllium
- 4 huevos
- 3 cucharadas + 1 cucharadita de semillas de lino (para decoración)
- 3 cucharadas de semillas de girasol
- 1 cucharadita de polvo de hornear
- 1/2 cucharadita de sal

Proceso de cocción:

1. El horno se precalenta a 185°C (365°F).

2. En un tazón, batir los huevos por una batidora hasta masa densa. Agregue el yogur, los ingredientes secos. Mezcle de nuevo. Deje la masa durante 10 minutos.

3. Cubra la bandeja para hornear con pergamino. Haz los bollos redondos y ponlos en una bandeja para hornear.

4. Espolvorear con semillas de girasol y hornear en el horno durante 25 minutos.

Bollos con nueces

Porciones: 4

Tiempo de cocción: 40 minutos

Nutrientes por porción: Calorías: 165 | Grasas: 23,1 g | Carbohidratos: 4,5 g | Proteínas: 18 g

ingredientes:

- 5 huevos
- 3 cucharadas de harina de almendras
- 3 cucharadas de harina de coco
- 1 1/2 cucharada de psyllium
- 2 cucharadas de mantequilla
- 1/2 taza de yogur
- 1/2 taza de parmesano rallado
- 2 cucharaditas de polvo de hornear
- 1/2 taza de nueces
- 1/2 cucharada de comino (para decoración)

Proceso de cocción:

1. El horno se precalenta a 190°C (375°F).
2. En un tazón, batir los huevos por una batidora hasta la uniformidad. Agregue la mantequilla suave, los ingredientes secos, el yogur y las nueces trituradas. Mezcle bien. Agregue el parmesano rallado. Deje la masa durante 10 minutos.

3. Haz los bollos redondos con las manos mojadas y ponlos en la bandeja para hornear cubierta con pergamino.

4. Sazona con comino y hornea en el horno durante 20 minutos.

Experto: Pan

microondas

Tamaño de la porción: 4 rondas pequeñas

Valores nutricionales: 2 g de carbohidratos netos; 3.25 g

Proteínas; 13 g de grasa;132 calorías

ingredientes:

- Harina de almendras - .33 tazas

- Sal - .125 cucharaditas

- Polvo de hornear - .5 cucharaditas

- Ghee derretido – 2,5 cucharadas.

- Huevo batido – 1

- Aceite – spritz para la taza

Indicaciones:

1. Engrase una taza con el aceite. Combine todas las fijaciones en un plato de mezcla y vierta en la taza. Pon la taza en el microondas. Establezca el temporizador utilizando el ajuste alto durante 90 segundos.

2. Transfiera la taza a un espacio de refrigeración durante 2-3 minutos. Retire suavemente del pan y corte en 4 porciones.

Pan Paleo – Estilo Keto

Porciones: 1 pan – 10 rebanadas

Valores nutricionales: 9,1 g De carbohidratos netos; 10,4 g Proteínas; 58,7 g de grasa; 579,6 calorías

ingredientes:

- Aceite de oliva - .5 tazas (+) 2 cucharadas.
- Huevos – 3
- Leche de almendras/agua - .25 tazas
- Harina de coco - .5 tazas
- Bicarbonato de sodio – 1 cucharadita.
- Harina de almendras – 3 tazas
- Polvo de hornear – 2 cucharaditas.
- Sal - .25 cucharaditas.
- También se necesita: Sartén – 9 x 5 pulgadas

Indicaciones:

1. Caliente el horno a 300°F. Rocíe ligeramente la sartén con aceite de oliva.
2. Combine todas las fijaciones secas y mezcle con la masa húmeda para preparar la masa.
3. Vierta en la sartén engrasada y hornee durante 1 hora.
4. Enfriar y cortar.

Pan de semillas de sésamo

Porciones: 6

Valores nutricionales: 1 g Carbohidratos Netos ;7 g Proteínas; 13 g de grasa; 100 calorías

ingredientes:

- Semillas de sésamo – 2 cucharadas.
- Polvo de cáscara de psyllium – 5 cucharadas.
- Sal marina - .25 cucharaditas.
- Vinagre de manzana – 2 cucharaditas.
- Polvo de hornear – 2 cucharaditas.
- Harina de almendras – 1,25 tazas
- Agua hirviendo – 1 taza
- Claras de huevo – 3

Indicaciones:

1. Caliente el horno para llegar a 350°F. Spritz una lata para hornear con un poco de spray de aceite de cocina. Poner el agua en una cacerola

   para hervir.

2. Combine el polvo de psyllium, las semillas de sésamo, la sal marina, el polvo de hornear y la harina de almendras.

3. Agregue el agua hervida, el vinagre y las claras de huevo. Utilice un mezclador de manos (menos de 1 min.) para combinar. Coloque el pan en la sartén

preparada.

4. Sirva y disfrute en cualquier momento después de hornear durante 1 hora.

EL ALMUERZO DE KETO

Viernes: Almuerzo:

Aguacate

cremoso y tocino

con ensalada de

queso de cabra

La ensalada mejora cuando el aguacate y el queso de cabra que anhelan se combinan con tocino crujiente y nueces crujientes. Rápido y bueno para el almuerzo o la cena.

Consejo de variación: use diferentes hierbas frescas en el aderezo.

Tiempo de preparación: 10 minutos Tiempo de cocción: 20 minutos Sirve 4

Lo que hay en él

ensalada:

- Queso de cabra (1 tronco de 8 onzas)
- Bacon (.5 libras)
- Aguacates (2 qty)
- Nueces tostadas o pacanas (.5 tazas)
- Rúcula o espinaca bebé (4 onzas)

apósito:

- Medio limón, jugo

- Mayonesa (.5 tazas)

- Aceite de oliva virgen extra (.5 tazas)

- Crema de batir pesada (2 T)

- Sal kosher (al gusto)

- Pimienta molida fresca (al gusto)

Cómo se hace

1. Forre un molde para hornear con papel pergamino.

2. Precalentar el horno a 400 grados F.

3. Corta el queso de cabra en rondas de media pulgada y ponlo en un molde para hornear. Colocar en un estante superior en horno precalentado hasta

   Dorado.

4. Cocine el tocino hasta que esté crujiente. Picar en pedazos

5. Corta el aguacate y colóquelo en verduras. Cubra con trozos de tocino y agregue rondas de queso de cabra.

6. Pica nueces y espolvorea en la ensalada.

7. Para aderezo, combine el jugo de limón, la mayonesa, el aceite de oliva virgen extra y la crema para batir. Licúe con encimera o licuadora de inmersión.

8. Sazona al gusto con sal kosher y pimienta molida fresca.

Carbohidratos netos: 6 gramos De

grasa: 123 gramos

Proteína: 27 gramos

Azúcares: 1 gramo

KETO EN
LA CENA

Viernes: Cena:

Filete de minutos

con champiñones

y mantequilla de

hierbas

Esta cena se reúne rápido. Perfecto para las noches de semana ocupadas.

Consejo de variación: prueba con cualquiera de tus verduras favoritas.

Tiempo de preparación: 10 minutos Tiempo de

cocción: 20 minutos Sirve 4

Lo que hay en él

Para filetes:

- Filetes minuciosos (8 qty)

- Palillos de dientes (8 qty)

- Queso Gruyere, cortado en palos (3 onzas)

- Sal kosher (al gusto)

- Pimienta molida fresca (al gusto)

- Mantequilla (2 T)

- Puerros (2 qty)

- Champiñones (15 onzas)

- Aceite de oliva virgen extra (2 T)
- Para la mantequilla de hierbas:
- Mantequilla (5 onzas)
- Dientes de ajo picados (1 qty)
- Ajo en polvo (.5 T)
- Perejil picado (4 T)
- Jugo de limón (1 t)
- Sal kosher (.5 t)

Cómo se hace

1. Combine todos los ingredientes de mantequilla de hierbas en un tazón de vidrio. Reserva durante al menos 15 minutos.
2. Corta puerros y champiñones. Saltee en aceite de oliva virgen extra hasta que se dore ligeramente. Sazona con sal y pimienta. Retirar de la sartén y mantener caliente.
3. Sazona filetes con sal y pimienta. Coloca un palo de queso en el centro y enrolla filetes, asegurándola con un palillo de dientes.
4. Saltee a fuego medio durante 10 a 15 minutos.
5. Vierta jugos de sartén en verduras.
6. Prepara filetes y verduras y sirve con mantequilla de hierbas.

Carbohidratos netos: 6 gramos

Grasa: 89 gramos

Proteína: 52 gramos

Azúcares: 2 gramos